Docteur René SAVATIER
Ancien Interne
LUNDI-MERCREDI-VENDREDI
DE 2 HEURES A 4 HEURES
16, Rue Saint-Vincent-de-Paul
PARIS (X^{e})

COMMENT J'AI GUÉRI MA TUBERCULOSE

PAR

Le Docteur RENÉ SAVATIER

de l'Université de Paris

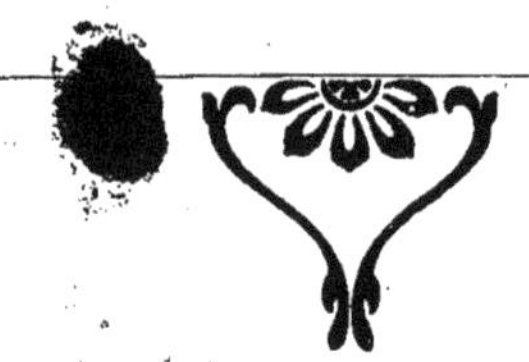

NANTES
BIROCHÉ & DAUTAIS, IMPRIMEURS
5, Place du Pilori, 5

1909

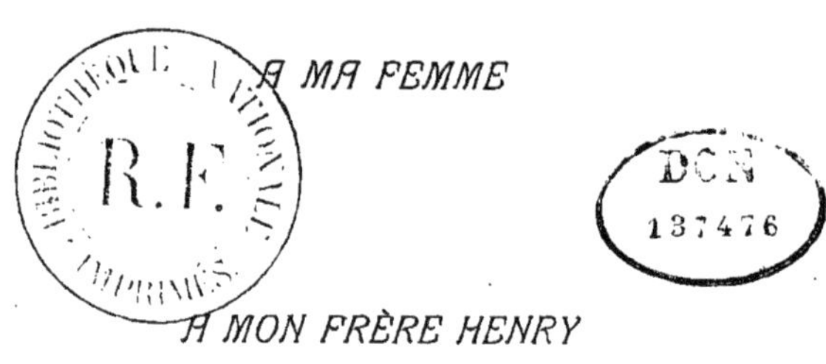

A MA FEMME

A MON FRÈRE HENRY

A MES BEAUX-PARENTS

Aux Docteurs :

M. BINET - CAUSSADE - LOUSTE

Ch. MANTOUX - MOULON - MORISETTI

Je dédie ce modeste ouvrage, en reconnaissance du dévouement et des bons soins qu'ils m'ont prodigués pendant cette longue maladie.

R. S.

Comment j'ai guéri

ma Tuberculose

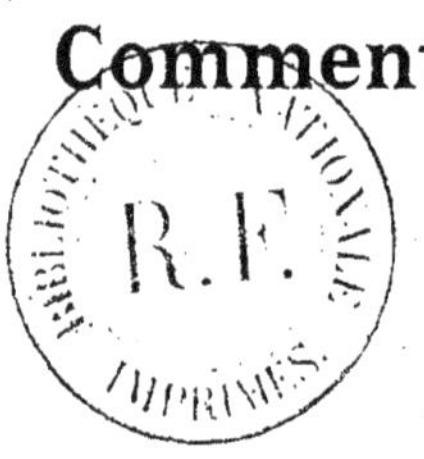

PAR

Le Docteur René SAVATIER

DE L'UNIVERSITÉ DE PARIS

AVANT-PROPOS

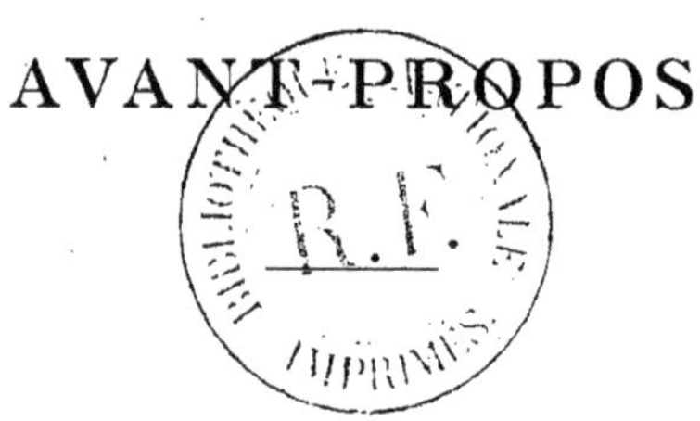

Gravement atteint de tuberculose pulmonaire, il y a deux ans, et condamné par les confrères qui me soignaient à quitter sur-le-champ Paris, une existence de surmenage, mon cabinet, ma clientèle, à m'exiler, enfin, pendant plusieurs années à la campagne pour tenter la dernière et seule chance de salut qui me restait, je suis heureux, aujourd'hui, de publier ici-même ma guérison, avec toutes les observations personnelles que j'ai pu faire comme médecin et comme malade.

J'ai pensé être utile à tous ceux qui sont atteints de cette terrible maladie en leur donnant ici des conseils vécus, en les encourageant, par mon exemple, à redoubler de volonté et de persévérance, afin qu'ils sortent victorieux à leur tour de cette lutte acharnée qu'il leur faut soutenir chaque jour contre le fléau qui les a frappés.

En lisant cet ouvrage, le lecteur pourra voir que je n'ai *rien inventé* comme traitement (je n'écris pas d'ailleurs ceci pour prôner telle ou telle spécialité pharmaceutique guérissant infailliblement la tuberculose, comme on peut en lire les réclames, tous les jours, sur les quatrièmes pages des grands quotidiens). Je veux, au contraire, exposer fidèlement quelle a été ma ligne de conduite, expliquer pourquoi j'ai suivi telle ou telle méthode, pourquoi j'ai choisi ou associé tel ou tel médicament, relater époque par époque les sensations que j'ai éprouvées, les observations que j'ai puisées à bonne source, donnant ainsi au malade un enseignement profitable pour se soigner et pour guérir.

J'affirme, et je le prouverai par des observations de malades que j'ai connus et suivis, que la tuberculose est **curable,** j'ajouterai même qu'elle est une des maladies les plus curables, et que, malgré la gravité et l'étendue de certaines lésions, les malades qui en sont atteints ne doivent JAMAIS désespérer de leur état.

Le terrain, la résistance individuelle, les antécédents héréditaires et personnels, le « modus vivendi » du sujet; le moral et principalement la force de volonté et l'énergie, sont des facteurs aussi intéressants à considérer ou à améliorer que la lésion elle-même, qui se cicatrise toute seule.

Savoir la gravité de son état, connaître les conséquences désastreuses d'une imprudence ou d'une négligence commise, être bien éduqué et conseillé pour le traitement de longue haleine qui est absolument nécessaire, vivre en philosophe égoïste et matérialiste, en ayant confiance dans l'avenir malgré les moments de découragement qui surviennent fatalement après certaines complications ou certains arrêts dans une maladie aussi longue, voilà ce dont j'ai pu bénéficier, moi médecin, qui savais tout cela, et voilà ce que je veux apprendre aux malades, afin de leur éviter bien des surprises et bien des malheurs.

N'ATTENDEZ PAS, surtout, pour vous soigner, car, aujourd'hui, grâce aux récentes découvertes qui permettent de faire le diagnostic précoce de la tuberculose, bien coupable et bien maladroit sera maintenant celui qui, au moindre doute, à la moindre bronchite suspecte, et même à la moindre toux *persistante,* ne viendra pas aussitôt chez son docteur se soumettre à cette expérience inoffensive et convaincante : « *L'intra-dermo-réaction à la tuberculine, procédé du Dr Ch. Mantoux* » qui lui permettra de se soigner à temps avec toutes les chances de guérison, ou lui assurera une tranquillité d'esprit inappréciable, en lui enlevant toute inquiétude.

Enfin, j'engage fortement le lecteur à *lire* et à *relire* les conseils et les remarques que j'ai groupés, pêle-mêle, dans le cours de cette brochure. Qu'il les médite longuement pendant les heures de sieste et de cure d'air, et qu'il les mette souvent en pratique! Il en comprendra toute la portée quand il les aura mis lui-même à profit.

A mon avis, la devise du tuberculeux qui *veut* guérir doit se résumer dans ces trois mots: *Docilité, — Volonté, — Persévérance.*

Ce fut la mienne pendant vingt-quatre mois.

Dr SAVATIER.

CHAPITRE I

Historique de ma maladie

J'étais alors interne à l'hôpital C..., chargé d'un service de médecine où prédominaient les tuberculeux et je relevais d'une grippe qui, depuis trois mois, m'avait fortement débilité, lorsque je fus pris subitement, pour la première fois, en faisant une promenade à bicyclette, d'abondants crachements de sang. C'était en septembre 1899, j'avais alors 24 ans.

Rentré immédiatement et m'étant alité, une nouvelle hémoptysie se manifesta dans la soirée. Le lendemain, deux nouvelles, une autre enfin le surlendemain; bref, j'avais perdu au bout de trois jours une très notable quantité de sang.

Je dus garder le lit pendant quinze jours dans le silence le plus complet, dans la plus grande immobilité, suçant des fragments de glace et me nourrissant de bouillon et de boissons glacées.

Ce début de tuberculose *à grand fracas* (début que je voudrais souhaiter à tous les tuberculeux, car il a le grand avantage de faire peur et d'inviter à se soigner alors que les lésions ne sont pas trop étendues) me fit savoir que j'avais perdu *douze kilogs*, que le sommet de mon poumon gauche était infiltré, et qu'il était grand temps d'aller respirer un air plus pur que celui des salles d'hôpitaux, si je ne voulais pas voir mon état s'aggraver.

Je partis alors en Bretagne où je passai l'hiver d'octobre à avril.

Là, je pris six mois de repos absolu. Comme traitement ? je n'en fis, pour ainsi dire, pas, car mangeant bien, dormant bien, sans aucune fièvre, sans transpiration nocturne, voulant absolument me persuader que ces hémoptysies étaient le résultat d'un trop grand effort qui avait occasionné la rupture de quelques vaisseaux, je ne me suis point soigné comme un tuberculeux aurait dû le faire !

Ce fut bien là mon erreur, et mon optimisme devait me conduire plus tard à la catastrophe que j'aurais pu, à ce moment-là, très facilement éviter.

Un peu d'*arsenic* en solution, de l'*huile de foie de morue,* une bonne nourriture à mes quatre repas quotidiens, douze heures de lit et de sommeil, quelques promenades sans fatigue, et six mois après j'avais repris *dix-sept kilogs,* soit cinq kilogs supplémentaires !

Je me considérais comme guéri et je voulus absolument retourner à Paris terminer mes études de médecine, alors qu'on insistait pour me garder encore pendant plusieurs mois, dans le but d'assurer ma guérison à laquelle je croyais, alors qu'elle n'était qu'apparente !...

Cette première étape de ma maladie m'a enseigné deux choses dont je veux ici tirer profit pour les autres :

D'abord, j'ai pu constater la facilité avec laquelle un tuberculeux pris dès le début de sa maladie, comme c'était mon cas, peut, en quelques semaines, en voir arrêter l'évolution et réparer les dégâts qu'elle a causés dans son organisme.

En second lieu, j'ai pu reconnaître, par ma propre expérience, qu'il fallait une période de repos et de soins beaucoup plus longue qu'on ne l'imagine, pour être assuré de la cicatrisation absolue des lésions ; car, malgré un état général absolument parfait, il arrive fatalement à l'individu qui se croit guéri, un moment de surmenage et de fatigue où la lésion insuffisamment cicatrisée se réveille et donne lieu à quelques phénomènes légers auxquels on ne prend malheureusement pas garde et qui amènent plus ou moins rapidement une nouvelle poussée aiguë.

Autrement dit : « *Le feu couve encore sous la cendre !* » Et voilà le grand danger !!

C'est ainsi que je suis resté près de huit années, pendant lesquelles, après avoir terminé mes études, j'ai pu exercer ma profession à Paris, et sans aucun arrêt!

Toussottant de temps en temps l'hiver, expectorant un jour sur trois, au réveil, j'allais et venais sans éprouver de fatigue, mangeant et dormant bien, ne me doutant même pas de la possibilité d'une rechute...

Ma clientèle ayant augmenté progressivement, la dernière année principalement, j'arrivais parfois à être très surmené. Des nuits entières passées auprès de femmes en couches, des visites de nuit plusieurs fois par semaine, des journées très chargées de visites et de consultations, tout cela me fatiguait depuis quelque temps, et j'avais, en effet, perdu trois ou quatre kilogs de mon poids, lorsqu'une nuit de février 1908, je me réveillai soudain à trois heures du matin, la bouche remplie de sang.

Cette « hémoptysie de retour », survenant huit années après les premières, se produisit ainsi en plein sommeil et ne fut provoquée par aucun effort, pas même par une quinte de toux!

Le soir, deuxième hémoptysie plus abondante que la première. Dans la nuit suivante, troisième hémoptysie, une quatrième le lendemain dans la journée et enfin une cinquième dans la nuit. Cette dernière fut tellement abondante (une demi-cuvette environ) que je fus pris de sueurs froides, de tremblements nerveux et d'un commencement de syncope. Je croyais, à ce moment-là, je l'avoue humblement, que ma dernière heure allait sonner!

Complètement anémié et anéanti par ces hémorragies successives, dont la totalité de sang perdu pouvait être évaluée à trois litres environ, je dus rester au lit dans l'immobilité complète, dans le silence le plus absolu, pendant quinze jours.

Pendant ce temps, un point pleurétique que j'avais négligé quelques semaines auparavant, manifesta sa présence d'une façon plus précise, indiquant qu'une pleurésie sèche de toute la région inférieure de la plèvre gauche était en train d'évoluer.

Des sueurs toutes les nuits, de la fièvre tous les soirs, un mauvais état général, une respiration difficile, bref ma situation était des plus précaires.

C'est alors que je fis appeler en consultation plusieurs de mes confrères, qui furent unanimes à me trouver le poumon gauche presque totalement « infiltré », et atteint de lésions disséminées, un début de tuberculose au sommet du poumon droit et de la congestion pulmonaire des deux côtés.

Ils me conseillèrent un départ immédiat à la campagne, avec cessation complète de tout travail, voire même de toute préoccupation morale pendant un temps indéterminé.

Il me fallut donc quitter du jour au lendemain (et je le fis sans aucune hésitation) un cabinet en pleine prospérité, une clientèle très attachée; en un mot, dire adieu à une vie normale et souvent agréable, sans espoir, peut-être, de la reprendre jamais !

On craignait, en effet, à ce moment-là (je l'ai su depuis), une poussée de phtisie galopante qui m'eut achevé en quelques semaines.

Je partis, et c'est alors que commença ma cure, que j'ai dirigée personnellement, ét pour laquelle je n'ai rien négligé, trop désireux de guérir définitivement cette fois.

Pour exposer mon traitement d'une façon plus précise et plus claire pour le lecteur, je le diviserai en deux parties :

I. — Traitement hygiéno-diététique, comprenant :

La *cure de repos;*
La *cure d'air;*
La *cure d'alimentation.*

II. — Traitement médicamenteux, comprenant :

Les *médicaments* proprement dits et les soins hygiéniques;
La *cure thermale.*

CHAPITRE II

Traitement hygiéno-diététique

Ce traitement qui, de tout temps, a été considéré par les savants français et étrangers comme la base fondamentale de la méthode à suivre pour le tuberculeux *qui veut guérir*, est, à mon avis, *indispensable* au début de la cure, et c'est pour cela que je l'ai suivi.

S'il n'est pas suffisant, parfois, pour obtenir à lui seul une guérison rapide, il doit être, néanmoins, suivi *par tous les malades reconnus atteints de lésions tuberculeuses, sans exception*, car il produira certainement l'amélioration nécessaire, qui est le facteur principal de la guérison qui suivra.

Ce traitement comporte trois choses :

A La cure de repos ;

B La cure d'air ;

C La cure d'alimentation.

A. — Cure de repos

Partant de cette loi générale de thérapeutique *« que tout organe lésé a besoin de repos, qu'il se répare dans le repos et que l'organisme tout entier participe à cette réparation »*, il faut en déduire que le tuberculeux, qui a l'un de ses poumons et quelquefois les deux atteints de lésions profondes, a *nécessairement* besoin de repos.

Le repos doit être intellectuel et physique, car, comme l'a écrit le Dr Sabourin : « La loi qui régit la cure de repos doit être » absolue. Le tuberculeux curable doit être sevré de tous les

» soucis, de toutes les préoccupations, de tous les travaux » intellectuels pénibles et soutenus. Il faut dire adieu momen- » tanément aux affaires, il faut interrompre net ses études, ses » travaux. Il est parfois difficile de faire comprendre aux ma- » lades et aux familles cette dure nécessité. On ne leur fait pas » accepter facilement que pour se guérir il faut briser une car- » rière commencée. Mais la question de vie ou de mort se pose » brutalement. Le commerçant doit savoir que s'il continue à » diriger ses affaires, il mourra, et que c'est reculer pour » mieux sauter. Car étant malade, et de plus en plus malade, » il les dirigera fort mal ses affaires, et quand il sera mort, il » ne les dirigera plus du tout ! »

Or, ce repos si difficile à obtenir de la part de certains malades qui peuvent le prendre, devient matériellement impossible pour l'ouvrier, puisque ce chômage forcé entraîne le plus souvent la disette et la famine, non seulement pour lui, mais aussi pour tous ceux que son travail nourrit, et c'est ce qui cause, actuellement, la très grande mortalité dans la classe ouvrière.

Faciliter ce repos aux malheureux ouvriers tuberculeux, voilà une charité privée à laquelle ne pensent pas tous ceux qui s'intitulent, avec tant d'orgueil, « les bienfaiteurs de l'humanité ! ».... Mais revenons à notre sujet.

Il est bien compréhensible, n'est-il pas vrai, que ce n'est pas pendant le travail que les pertes subies par l'organisme pourront se réparer ? Si une nuit de repos est nécessaire pour rétablir la balance des forces dans l'organisme d'un travailleur en bonne santé, elle devient insuffisante pour celui qui a des organes lésés et c'est ainsi que chaque nouvelle journée de travail devient pour lui un supplément de fatigue et aggrave d'autant et progressivement son état maladif.

Le tuberculeux est un *« dénourri »*, de plus, c'est un *« intoxiqué »*, or, comment peut-on supposer une guérison possible chez lui, en le laissant travailler, puisque la fatigue qui en résulte augmente son intoxication en accumulant les déchets dans l'organisme sans en faciliter l'élimination ?

Seul, le repos peut *éliminer ces déchets, réduire les dépenses, favoriser les recettes, réparer les pertes subies*, et c'est pour cela qu'il devient absolument nécessaire pour la guérison.

Comment doit-on faire la cure de repos ?

Le travail manuel et le travail cérébral produisant chez le malade un résultat identique, c'est-à-dire « *la fatigue* », il n'y a pas lieu de faire de distinction entre « l'Artisan et l'Intellectuel ». La cure de repos doit être suivie par eux, exactement de la même façon.

Elle consistera à se coucher tôt, à se lever tard, à ne pas se lever du tout si le thermomètre ne le permet pas, à s'étendre, sitôt levé, sur la chaise-longue, en plein air, bien couvert, les pieds au chaud, le corps tout entier à l'abri du vent et du soleil, à attendre ainsi patiemment, en rêvant, en causant ou en lisant peu, l'heure du déjeuner, recommençant après le déjeuner jusqu'au goûter, pour continuer du goûter jusqu'au dîner.

J'ai dit : « *en causant et en lisant peu* », et j'insiste sur ce point, car le « malade au repos » est enclin à lire, à écrire ou à causer beaucoup trop !

Or, ces trois actes amènent vite de la congestion aux poumons et de la toux, ce qu'il faut éviter.

Qui doit régler la cure de repos ? Le thermomètre

Cet instrument est aussi indispensable au tuberculeux pour se conduire que la boussole pour le marin. Il devra le consulter, au commencement de la cure, trois fois par jour : 1° le matin, dix minutes après le réveil ; 2° l'après-midi à 3 heures, et 3° le soir, entre 5 heures 1/2 et 6 heures, puis, quand tout mouvement fébrile aura disparu, il lui suffira de le consulter deux fois, pendant le restant de la cure, le matin après le réveil et le soir à 6 heures.

La température rectale (chez l'homme), vaginale (chez la femme) prise en introduisant, dans le rectum ou dans le vagin, la longueur du réservoir à mercure d'un thermomètre « à maxima », et en le conservant ainsi de 3 à 5 minutes, est la seule température exacte sur laquelle on puisse se baser.

Les températures *axillaire, sublinguale* et *urinaire* donnent lieu à trop de variations par suite des nombreux facteurs qui peuvent entrer en jeu.

La température donnée par les orifices naturels étant supérieure de 3 à 4 dixièmes de degré à celle prise dans la bouche ou au creux de l'aisselle, il faut en tenir compte pour mettre en pratique la ligne de conduite à observer d'après la température du malade.

Voici, d'après la température de chaque jour, ce que j'ai observé fidèlement tout le temps de ma cure de repos, et m'en étant très bien trouvé, je ne saurai trop le recommander aux autres.

1° Température rectale oscillant matin ou soir autour de 38° et au-dessus de 38° :

Repos absolu au lit, les fenêtres ouvertes, les repas pris au lit, aucune lecture, aucun travail, aucune visite. Le repos moral et physique dans toute l'acception du terme !

Eh bien ! quand on a le courage de se soumettre docilement, à ce repos complet, on en est vite récompensé en voyant la fièvre disparaître rapidement.

2° Température rectale au-dessus de 37° le matin et au-dessus de 37°5 le soir :

Repos au lit jusqu'au déjeuner. Chaise-longue depuis le déjeuner jusqu'à 6 heures. Coucher à 6 heures. Dîner au lit.

3° Température rectale de 37° le matin et 37°5 le soir :

Chaise-longue toute la journée. Repas à table. Pas de promenades. Lecture et conversation d'une façon modérée.

4° Température rectale au-dessous de 37° le matin et au-dessous de 37°5 le soir :

Lever à 10 heures. Promenade d'une demi-heure. Chaise-longue jusqu'à midi. Déjeûner. Chaise-longue. Promenade d'une demi-heure avant le goûter. Goûter. Chaise-longue. Dîner. Coucher à 9 heures. Lecture. Correspondance. Conversation. Petits travaux manuels.

Suivant l'état des forces, on pourra augmenter progressivement la durée des promenades, matin et soir, sans toutefois arriver jusqu'à la fatigue et à condition surtout qu'il n'y ait pas d'augmentation de température après ces promenades.

D'ailleurs, lorsque le malade, pendant sa cure, aura constaté lui-même, comme je l'ai fait souvent, une augmentation de température, se traduisant parfois même par de la fièvre, après une promenade trop longue, une conversation trop animée, une dispute, une lecture passionnante, voire même une correspondance nombreuse, il sera le premier à régler tout cela afin d'éviter une poussée fébrile qui le tiendrait au lit pendant quelques jours.

La cure de repos étant concomitante aux cures d'air et d'alimentation, le tuberculeux ne devra les cesser que lorsqu'il sera suffisamment amélioré et aguerri, et que son médecin traitant jugera qu'il est capable de reprendre la vie normale, avec, bien entendu, toutes les précautions et tous les ménagements nécessaires pour ne pas compromettre sa guérison.

B. — Cure d'air

Comme le repos, l'air pur est indispensable au tuberculeux. Or, pour trouver un air pur, le malade va souvent le chercher bien loin, alors qu'il lui suffirait parfois de faire quelques kilomètres pour aller vivre à la campagne dans les meilleures conditions d'hygiène et dans un air parfaitement pur.

Ayant exploré moi-même plusieurs coins de la France, à la recherche d'un climat idéal qui n'existe malheureusement nulle part, je puis en parler en toute connaissance de cause.

Pendant mes deux années de cure, j'ai connu les Pyrénées (Cambo), la Bretagne, le Midi (Le Cannet-Cannes) et les environs de Paris (Villiers). Je dois avouer que c'est à Villiers-sur-Marne, près de Paris, que je me suis encore trouvé le mieux !..

La fatigue occasionnée par un trop long voyage, le changement brusque de climat, de mœurs, d'habitudes, auxquels il faut s'accoutumer petit à petit, l'ennui mortel des premiers jours dû à l'éloignement de tous les parents et amis, l'accueil inhospitalier que l'on trouve quelquefois auprès des indigènes (qui cherchent cependant à vous exploiter de leur mieux !) les soucis très naturels qui assiègent l'esprit du malade qui ne sait encore s'il va guérir, sont des facteurs importants à considérer avant d'envoyer un malade dans les contrées lointaines dont les charmes tant vantés dans les brochures se réduisent si souvent à bien peu de chose !

J'ai mentionné « l'accueil inhospitalier que l'on trouve », parce que j'en ai été moi-même la victime, et cela dans un pays connu et fréquenté par des tuberculeux que les médecins y envoient, à Cambo.

Descendu à Cambo dans un hôtel que m'avait recommandé spécialement le maire du pays, médecin lui-même, je fus mis à la porte par l'hôtelier, trois jours après mon arrivée, parce que je faisais de la chaise-longue, et que cela « pouvait nuire à son établissement » ! Ce commerçant borné préférait perdre les bénéfices d'un séjour de deux personnes pendant six mois pour pouvoir servir le thé à quelques rares Anglais qui venaient de Biarritz visiter Cambo, l'après-midi !

L'air pur est profitable pour le tuberculeux partout où il existe et le malade s'attache trop, à mon avis, à la question du climat.

Or tel climat peut très bien convenir à tel malade, et être funeste à tel autre. Feu le professeur Daremberg, tuberculeux lui-même, posait comme principe qu'un malade à qui le séjour dans les Pyrénées était profitable devait y rester, car il se trouverait très mal sur la Côte d'Azur. Et ceci est vrai, j'en ai fait l'expérience, puisqu'après Cambo, je suis allé passer l'hiver suivant à Cannes où j'ai perdu quatre kilogs de poids après en avoir gagné sept à Cambo !

Quant à la cure *d'altitude* tant préconisée en Suisse, je n'en suis pas très partisan.

S'il y a eu des cures vraiment miraculeuses dans les stations de Leysin, de Davos, de Saint-Moritz, combien de pauvres tuberculeux, en revanche, trop faibles ou trop anémiés pour ce climat, y sont allés trouver la mort ?

Un séjour en Suisse, dans une station d'altitude comme Davos, sera certainement très profitable à un tuberculeux déjà guéri, pour le fortifier, pour l'aguerrir, pour parfaire, en un mot, sa guérison, ou alors à un convalescent de pleurésie, de pneumonie, chez lequel on craint une prédisposition à la tuberculose; mais pour le tuberculeux à lésions reconnues, fiévreux, débilité, j'estime qu'il court de trop grands risques en allant en Suisse et qu'il y va jouer « le tout pour le tout » !

D'ailleurs, si la Suisse est vraiment remarquable par l'hospitalité qu'on y rencontre (les Suisses ne semblent-ils pas être nés hôteliers?) elle ne présente pas pour les malades toutes les garanties et toutes les qualités qu'on a bien voulu lui prêter.

Je citerai à l'appui de mon assertion ces quelques lignes qu'un confrère écrivait dans la « Chronique médicale » d'un grand quotidien :

« Qu'y a-t-il d'exact dans ces vertus merveilleuses attribuées à » la cure d'altitude ? Un travail du Docteur Küss, médecin du » sanatorium d'Argicourt, communiqué à la Société médicale des » Hôpitaux, laisse à penser que ces vertus ont été fort exagérées. » On peut ramener ses conclusions à ce point essentiel que le » séjour à l'altitude, pour l'homme sain, modifie très peu et sur » bien peu de points les conditions normales de l'existence par » rapport à ce qu'on observe en plaine. Les combustions » intra-organiques, l'activité des échanges respiratoires, qu'on » croyait très accrues, sont exactement les mêmes. L'augmen- » tation de la ventilation pulmonaire et des mouvements res- » piratoires, au repos, est presque constante en haute altitude, » mais le plus souvent peu considérable. Il en résulte une » fatigue supplémentaire pour le poumon, et l'on peut dire » que cette fatigue est probablement désavantageuse pour les » poumons tuberculeux déjà très surmenés, et qu'il faut, » avant tout, mettre au repos.

» Le travail musculaire, la marche en montagne, déterminent » un accroissement du débit respiratoire beaucoup plus mar- » qué qu'en plaine, gymnastique excellente pour certains états » pulmonaires torpides, déplorable pour les tuberculeux,

» qu'elle expose aux rechûtes, aux congestions, aux hémo-
» ptysies.

» L'accroissement de la richesse du sang en globules rouges » n'est qu'une illusion.

» En résumé, il ne reste rien des prétendues vertus attri» buées au séjour en altitude. Les améliorations et les guéri» sons sont dues à un ensemble de conditions qu'on peut par» faitement trouver réunies dans la campagne en faisant choix » d'un bon emplacement. La cure d'air de la tuberculose reste » donc, avant tout, une cure de repos, d'aération continue » dans une atmosphère aussi pure que possible, que nos tuber» culeux peuvent réaliser en France sans aller la chercher » dans les altitudes exotiques. C'est là une constatation du » plus haut intérêt pour eux. »

Comment doit-on faire la cure d'air ?

Voici comment je l'ai pratiquée : Tous les jours, sauf les jours de pluie ou de brouillard, je descendais à 10 heures du matin en plein air, et après avoir consulté la girouette pour connaître la direction du vent, je recherchais l'endroit qui s'en trouvait à l'abri.

Je faisais alors transporter ma chaise-longue à cet endroit et, pour plus de sécurité, je disposais à la tête de la chaise-longue une tente-abri aussi simple que pratique comprenant : un paravent à charnières composé de trois chassis de bois recouverts de toile et d'égale dimension (0^{m},85 c. de large sur 1^{m}20 de haut), surmonté d'un quatrième chassis mobile en bois et recouvert de toile de 0^{m}85 c. de chaque côté, s'appliquant comme un toit plat sur les montants supérieurs des trois autres chassis du paravent, et les immobilisant par des goupilles de bois qu'il suffisait d'enfoncer aux quatre coins dans des trous correspondants pratiqués dans ces montants.

Cette guérite légère, démontable, facile à transporter et peu coûteuse, avait l'avantage de me garantir le buste aussi bien du vent que du soleil, tout en laissant les jambes et les pieds exposés à la chaleur solaire.

Une couverture de laine sur les jambes, les pieds dans des

chaussons, une boule d'eau chaude supplémentaire les jours de froid, et par n'importe quelle température, j'ai pu faire ainsi la « cure d'air » pendant plusieurs heures consécutives.

Les jours de pluie ou de brouillard, je faisais la cure dans ma chambre, les fenêtres ouvertes, étendu soit sur mon lit, soit sur ma chaise-longue.

En résumé, la cure d'air peut être faite en toute saison, à une condition, c'est que le malade, toujours très bien couvert pour ne pas se refroidir, soit rentré avant le coucher du soleil, c'est-à-dire avant l'abaissement de température qui se produit à ce moment-là et qui est surtout sensible dans le midi, sur toute la côte d'Azur principalement.

C. — Cure d'alimentation

Cette troisième partie du traitement hygiéno-dietétique est certainement la plus importante à connaître et peut-être aussi la plus délicate à appliquer.

Tout d'abord, je tiens à mettre le lecteur en garde contre les anciennes théories qui préconisaient pour le tuberculeux « la suralimentation ». On a, malheureusement, constaté trop souvent les mauvais effets et surtout les complications désastreuses qu'elle produisait du côté de l'estomac, de l'intestin et du foie, pour continuer à l'appliquer d'une façon systématique, comme on le faisait il y a quelques années. Il faut, avant tout, que le malade sache bien que son appareil digestif étant son meilleur « atout » dans ses chances de guérison, il doit le *ménager* et l'entourer des plus grands soins !

S'il possède un bon estomac, tant mieux pour lui, qu'il le conserve le plus longtemps possible !

S'il en a un mauvais, qu'il veille bien à ne pas le rendre pire et qu'il n'aille pas surtout le fatiguer encore par la suralimentation et l'absorption de médicaments internes !

Personnellement, pendant toute ma cure, je n'ai jamais mangé plus que ma faim ne me le permettait, et à certains moments d'inappétence complète, j'ai dû avoir recours aux liquides (lait, bouillon, jus de viande, etc.), pour avoir ma ration alimentaire normale sous le plus petit volume et sous la forme la plus agréable à mon estomac.

Donc « *cure d'alimentation* », ne veut pas dire : *gavage, suralimentation,* mais bien : *choix dans les aliments, dans la façon de les prendre* et *de les faire assimiler* ; ce qui est tout différent.

Voilà où est tout le secret de la cure !

Il y a nécessité pour le tuberculeux, qui, comme je l'ai dit, est un *« dénourri »*, un *« intoxiqué usant sa propre substance »* à demander à l'alimentation *azotée* les moyens de combler le déficit d'azote qui résulte de son état d'inanition incomplète. Donc, il doit avant tout *manger de la viande* !

Quelle viande doit-il manger de préférence et comment doit-il la manger ?

Comme valeur alimentaire, la viande de *porc* est la plus économique, mais elle est difficile à digérer ; aussi ne doit-elle être permise qu'au malade *« ayant un bon estomac »* et de temps en temps seulement, sous la forme de rôtis froids ou de côtelettes grillées.

La viande de *cheval* est aussi très nutritive, c'est incontestable, seulement l'élevage du cheval n'ayant point été fait jusqu'à ce jour pour en faire de la viande de boucherie, on risquerait fort de ne trouver que de la viande de cheval abattu pour raison de santé ou de vieillesse et mieux vaut n'en point manger.

De toutes les viandes, celles qui doivent être préférées sont les viandes de bœuf et de mouton qui contiennent 18 à 20 °/₀ de principes albuminoïdes et sont facilement ingérées et digérées.

Les malades ayant de l'appétit pourront en manger à chaque repas, rôties et grillées de préférence, tandis que les *« anorexiques »*, c'est-à-dire ceux qui ont perdu l'appétit, la prendront *crue* et *pulpée* ou bien sous la forme de *jus concentré.*

Voici, à mon avis, la meilleure façon de préparer la viande crue.

On prend 150 grammes de viande de bœuf dans la tranche, on râcle avec un couteau bien aiguisé toute la surface de ce morceau, en enlevant, bien entendu, les feuillets aponévrotiques que l'on rencontre, puis on passe au tamis avec un pilon cette pulpe de viande qui devient alors semblable à de la purée de tomates ; on la délaye ensuite petit à petit dans du bouillon tiède ou froid, ou dans un potage au tapioca peu épais que l'on réchauffe au bain marie. Saler et poivrer. Il faut bien se garder de délayer cette pulpe dans du bouillon chaud, car elle serait cuite extérieurement et perdrait ainsi de ses propriétés.

En commençant par 150 grammes pour arriver bientôt à 300 grammes, et en variant un peu les préparations, tout malade anorexique, ou dyspeptique, ou même « *petit mangeur* », pourra prendre ainsi, chaque jour, une ration de viande très suffisante sous un tout petit volume et sous une forme très agréable.

Le jus de viande se prendra pur ou délayé dans du bouillon de préférence.

Les *viandes blanches* (veau, poulet, etc.), ont une valeur nutritive bien inférieure à celle des viandes rouges. Elles peuvent cependant être utiles à certains malades et être employées de temps en temps pour varier les menus. Le *riz de veau*, les *cervelles de veau*, de *mouton*, d'une digestibilité parfaite et d'une valeur alimentaire très appréciable doivent être aussi recommandées.

Les *poissons* moins nourrissants que la viande de boucherie peuvent être divisés en deux classes.

Poissons maigres (*brochet*, *perche*, *sole*, etc.), qui sont particulièrement à recommander aux tuberculeux dyspeptiques.

Poissons gras (*hareng*, *thon*, *maquereau*, *saumon*, etc.), qui sont très indigestes, mais aussi très nutritifs.

Les *huîtres*, les *crevettes*, les *sardines fraîches* grillées, sont également des hors-d'œuvre de choix.

Le *jambon* et surtout le jambon blanc bien maigre, constitue un mets très agréable qui doit avoir une place dans l'alimentation des tuberculeux à cause de sa teneur en matières azotées et en sels minéraux.

Quant aux *aliments collagènes* naturels, tels que : *pieds de veau, tête* et *fraise de veau, pieds de porc*, etc... qui se prêtent à des combinaisons culinaires variées ainsi qu'aux gelées de viande, on peut également y avoir recours de temps en temps.

Mais, quelle que soit la richesse de l'alimentation azotée, elle laisse l'organisme en déficit, si le complément de calories n'est pas fourni par une alimentation riche en graisse et en hydrate de carbone.

Les ALIMENTS GRAS (*huiles, beurres, graisses animales*), deviennent alors indispensables aux tuberculeux, qui, néanmoins, devront en régler leur consommation sur leur état gastrique et prendre, à ce sujet, de grandes précautions pour éviter des troubles intestinaux. Ceux dont les fonctions digestives s'accomplissent normalement pourront en user largement.

Le *beurre*, très agréable et très digestible, pourra être donné en nature, sur des tartines ou avec d'autres aliments, tels que : jambon, saucisson, olives, etc.

Les conserves de *harengs*, de *thons*, de *sardines* et d'*anchois* devront figurer une fois par jour, au menu.

Le *cacao* et le *chocolat* sont également très nutritifs et se prêtent à de multiples combinaisons culinaires avec le lait, les œufs et différentes céréales.

Enfin les *aliments hydro-carbonés* méritent une place toute spéciale dans l'alimentation du tuberculeux, parce qu'ils renferment aussi, en plus de l'hydrate de carbone, des matières albuminoïdes, supérieures dans certaines légumineuses aux quantités notées dans la viande.

Je recommande tout d'abord *les céréales (le blé, l'avoine, le seigle, l'orge* et *le riz)* qui se préparent de façons multiples (potages, entremets, etc.), facilement absorbées par les malades, même par les dyspeptiques et les anorexiques, et dans lesquelles on peut ajouter des *pâtes alimentaires* et des *semoules*.

Puis les *légumineuses*, parmi lesquelles les *lentilles*, les *haricots blancs*, les *pois cassés*, que l'on donnera de préférence sous la forme de purées.

Enfin la *pomme de terre*, si riche en hydrate de carbone, et que l'on peut associer de toutes façons aux aliments azotés et gras, tels que : la viande, les œufs, le lait, le fromage, etc.

Quant aux *légumes verts*, à part les *épinards* et les *choux*, ils n'ont aucune valeur alimentaire. Par contre, les *œufs* constituent un aliment très précieux, facilement accepté et ne reconnaissant aucune contre-indication importante. Utilisés surtout dans les *entremets*, ils sont acceptés par tous les malades.

Les *pâtisseries sèches*, les *fruits* cuits ou crus, pris en petite quantité, sont en général très bien tolérés et pourront aussi figurer dans le régime.

Les *fromages frais*, dont la digestibilité paraît si grande, seront donnés à chaque repas. Le fromage de gruyère et le fromage blanc de préférence.

Le *lait* sous toutes ses formes, pur ou associé aux œufs, au chocolat, aux semoules, aux farines, etc., devient l'élément indispensable pour tous les entremets,

Enfin, comme boissons, le tuberculeux pourra prendre soit de la bière légère non alcoolisée, soit du vin rouge, du Bordeaux de préférence additionné de moitié d'eau.

Le thé, le café, les vins vieux, le champagne, les liqueurs seront supprimés du régime habituel et réservés pour les moments de défaillance.

C'est en choisissant parmi ces différents aliments, suivant le goût et l'estomac du malade, en modifiant jour par jour le menu d'une façon intelligente, en variant à l'infini le régime pour donner ou conserver l'appétit, qu'on arrivera à de bons résultats.

Ces résultats seront encore meilleurs si l'on a soin d'éviter la surcharge du tube digestif, de proscrire rigoureusement tout excès de table ou tout écart de régime, de réduire enfin au minimum les intoxications gastro-intestinales et de combattre surtout la constipation si elle existe !

Quels sont les résultats du traitement hygiéno-diététique ?

Les résultats, tels qu'il m'a été permis de le constater sur moi-même, ne tardent pas à se faire sentir si l'on pratique la cure comme je viens de le recommander.

En effet, au bout d'une quinzaine de jours, l'appétit est revenu progressivement et l'on constate avec joie que les longues stations sur la chaise-longue, en plein air, sont plus apéritives que le meilleur des amers. Puis la fièvre a totalement disparu, ainsi que les sueurs nocturnes qui l'accompagnaient. Enfin, les forces reviennent un peu chaque jour, lentement, très lentement, comme si elles voulaient vous empêcher d'aller trop vite et de commettre des imprudences.

Le *poids* augmente ou reste stationnaire au début. Pendant le premier mois de ma cure, je n'ai pas gagné 200 grammes, mais j'avais fait cependant un grand progrès, puisque j'avais cessé de maigrir !

On a remarqué, en effet, que pendant les premières semaines de cure, les lésions pulmonaires ne subissent aucune amélioration. Si le poids augmente, si l'embonpoint reparaît, si les forces reviennent, les phénomènes locaux restent absolument les mêmes. Cela tient à ce qne les premiers bienfaits apportés par l'organisme qui se répare consistent d'abord dans *l'arrêt* de l'évolution tuberculeuse.

Au début de la cure, il est inutile de s'occuper des poumons d'un tuberculeux qui engraisse ! car ce n'est qu'après réparation complète des forces et de l'état général que les lésions pulmonaires commencent à rétrocéder !

D'autre part, il ne faut pas attacher trop d'importance à l'engraissement du tuberculeux. L'augmentation des forces est plus intéressante à constater que l'augmentation du poids, lequel relève souvent d'une augmentation de graisse factice qui disparaît vite dès que le malade reprend la vie usuelle.

Il est nécessaire de se peser régulièrement tous les huit jours, à la même heure, avec les mêmes vêtements. Si le poids reste stationnaire alors que les forces se multiplient, que le malade ne s'inquiète pas ; le poids perdu antérieurement reviendra tôt ou tard avec la guérison. S'il maigrit, c'est qu'il y aura défaut d'assimilation, il lui faudra alors avoir recours à la médication cacodylique et veiller au régime alimentaire.

En résumé, les résultats de ce traitement se manifestent d'une façon certaine et visible. Mais il faut avant tout que le malade sache bien que si son physique lui donne entière satisfaction, la marche des lésions internes est souvent loin d'être aussi satisfaisante et que, puisque tout lui laisse supposer une guérison certaine, il ne doit pas la compromettre en voulant cesser trop tôt la cure, sans être certain de la cicatrisation de ses lésions pulmonaires. C'est à son médecin, seul, d'en juger et de le guider !

CHAPITRE III

La Maison de cure idéale

Pour qu'un tuberculeux puisse bénéficier profitablement des cures de repos, d'air et d'alimentation, il lui faut s'isoler de chez lui, se confier aveuglément au médecin qui dirigera son traitement et se soumettre à la discipline que celui-ci lui imposera.

Avant tout, le tuberculeux doit *apprendre à se soigner*. Chez lui, il est un foyer constant de contagion pour ceux qui l'entourent, parfois même un objet de répulsion ou de pitié pour ceux qui sont forcés de vivre avec lui : il peut s'en apercevoir et en souffrir.

Prompt à l'espoir et aux imprudences, il est non moins prompt au désespoir et au découragement. Or, ce n'est pas au milieu des siens qu'il trouvera la fermeté nécessaire qui vous fait obéir, le bon exemple qui vous encourage, la bonne parole qui vous réconforte et vous rassure !

Même, le malade très fortuné qui peut s'isoler à la campagne, dans une villa, et s'entourer de tout le confortable nécessaire, a besoin d'un guide, d'un conseiller qui veille constamment sur lui, car son moral a autant besoin de soins que ses tubercules.

Où donc le tuberculeux devra-t-il aller pour se soigner ?

Le *sanatorium*, tant vanté à l'étranger, et cependant si peu prospère en France, a, en effet, bien des inconvénients. On y reçoit, d'abord, trop de malades à la fois, et souvent même des malades tellement épuisés que leur voisinage produit un effet désastreux sur le moral de ceux qui ont l'espoir de guérir.

Et puis, le Français n'a pas le caractère à se laisser *enrégimenter* facilement ni à subir un isolement prolongé sans voir les siens. Il faut être jeune, avoir un caractère spécial et un moral excellent pour pouvoir rester, pendant des mois entiers, dans un établissement où tout se fait *règlementairement*. Le malade y fera bien un stage de quelques mois, y apprendra à se soigner et se croyant suffisamment amélioré, ira continuer librement sa cure dans un pays réputé, où il se logera soit à l'hôtel, soit dans une pension de famille.

De la vie d'*hôtel*, vie mouvementée, bruyante, parfois mondaine, il sera vite saturé, alors il se rejettera sur la « pension de famille ».

Dans la « *pension de famille* », le tuberculeux rencontrera, en effet, certains avantages (vie de famille, nourriture bien préparée, distractions, liberté d'action, etc.), mais il se heurtera aussi à de grosses, à de très sérieuses difficultés.

D'abord, avant de le recevoir quelque part, on veut se rendre compte de son état physique. Si son *« facies »* ne le trahit pas trop et n'effraie pas l'entourage, on le reçoit, mais s'il tousse, s'il expectore (et c'est le cas !), si même il veut faire de la chaise-longue, on le chasse bientôt (j'en sais quelque chose !)

Les voisins de chambre qui l'entendent tousser se plaignent de ne plus pouvoir dormir la nuit.

Au salon, à table, les autres pensionnaires n'osent ni lui serrer la main, ni lire un livre qu'il a lu, ni prendre un objet qu'il a touché, de peur de la contagion.

On le plaint, entre soi, mais au fond chacun pense : « S'il ne s'en va pas, c'est moi qui partirai » et, après plusieurs menaces de départ collectif, l'hôtelier se voit forcé de renvoyer le pauvre tuberculeux, qui, démoralisé, blessé dans son amour-propre, est obligé de refaire sa malle, de subir les fatigues d'un nouveau voyage et de se réfugier enfin dans un pays étranger, en Suisse, généralement, où les habitants, plus intelligents et surtout plus commerçants que nos compatriotes, le reçoivent à bras ouverts, lui offrent le confortable qu'il n'a pas encore rencontré en France et finissent par le conserver jusqu'à sa complète guérison, soit dans des « Kurhaus » (villas confortables habitées par le médecin et sa famille), soit dans des « pensions » isolées et aménagées spécialement pour recevoir des malades en toutes saisons.

J'en arrive donc à déduire que le Français atteint de tuberculose et désireux de se soigner pour guérir est obligé, pour cela, *d'aller à l'étranger*, s'il ne veut pas se laisser enrégimenter dans un des rares *« sanatoria »* qui existent encore en France.

Il faudrait pouvoir, au contraire, lui enseigner une maison de repos n'étant ni sanatorium ni pension de famille, mais un peu les deux à la fois, dirigée par quelqu'un d'expérimenté, ayant l'habitude de soigner des « tuberculeux », et dans laquelle, pour un prix raisonnable net de tout supplément en tant que soins quotidiens, piqûres, bains, éclairage, boissons, etc.), prix variant de 10 fr. à 12 fr. par jour, suivant la chambre choisie, il pourrait trouver : un air pur, une chambre confortable, la table de famille, les conseils nécessaires pour se guider, les soins dévoués et éclairés d'un médecin et d'infirmières, les distractions de la vie en commun, un entourage intelligent et réconfortant, et enfin la facilité, soit d'y vivre avec un proche parent, qui, partageant son exil momentané, le lui fera supporter beaucoup plus agréablement, soit de pouvoir recevoir les visites fréquentes de parents et d'amis. Cette maison serait la « Maison de cure idéale ».

Le Dr Huguenin écrit en effet : « Le vrai sanatorium, c'est » la maison de famille, bien exposée, dans un endroit salubre, » à climat peu variable, où le tuberculeux apprend à respirer, » à refaire ses forces, à se reposer, à vivre hygiéniquement. » En réalité, le meilleur sanatorium c'est une villa bien située, » à la campagne, et une bonne vie de famille, dirigée intelli- » gemment par un médecin. »

C'est pour mettre à profit tous ces principes que j'ai conseillé à des amis intelligents de fonder un « Kurhaus » à Villiers-sur-Marne.

Le château de Villiers-sur-Marne

Villiers-sur-Marne est une petite localité qui se trouve sur la ligne de Paris à Belfort, à 20 kilomètres de Paris par la voie ferrée, à 18 kilomètres seulement par la route. Elle est desservie par de nombreux trains qui conduisent à Paris en 30 minutes. Le château, situé à 90 mètres d'altitude sur le plateau devenu célèbre depuis l'invasion allemande, parce qu'il fut occupé par l'ennemi pendant les fameuses journées de Champigny, a été construit sous l'Empire, au milieu d'un parc séculaire, qui l'abrite des vents du Nord, de l'Est et de l'Ouest. Il est exposé au soleil depuis le matin jusqu'au soir, et jouit, comme pureté d'air et comme panorama, d'une situation privilégiée. Se trouvant à l'Ouest, et en dehors du village de Villiers, le château n'est environné d'aucune usine, d'aucune agglomération d'individus, on peut donc être assuré d'y trouver la tranquillité, le bon air, l'hygiène ; en un mot, toutes les conditions indispensables pour y faire la cure d'air et de repos.

C'est pour cela qu'il a été choisi.

Le château de Villiers comprend 22 chambres à coucher séparées et absolument indépendantes les unes des autres ;

plusieurs d'entre elles sont tellement spacieuses qu'elles ont été meublées de deux lits jumeaux pour les cas fréquents où une personne malade, ne voulant pas se séparer de l'être cher (mère, mari, épouse, frère, sœur),peut amener ainsi près d'elle le gardien dévoué et le compagnon fidèle que l'on ne saurait remplacer et qui fait trouver les jours moins longs, la maladie moins pénible.

Un salon magnifique de 10 mètres carrés communiquant avec une salle à manger superbe, permettent par leurs dimensions inusitées la vie en commun aux heures des repas et de conversations, sans nuire aux échanges respiratoires des malades.

En hiver, le chauffage est modéré et d'une température toujours égale, de façon à éviter les congestions et les bronchites dues aux changements brusques avec la température extérieure, et afin de rendre la cure d'air moins pénible par les temps froids.

Un pavillon pour la cure d'air, en cas de pluie, est situé en plein midi, en bordure de la grande route d'où l'on découvre un panorama merveilleux.

Par le beau temps, la cure d'air se fait dans le parc, à l'abri des rideaux de verdure, et chaque malade peut aller s'isoler, s'il le veut, avec sa chaise-longue et sa tente-abri, partout où il le désire.

La table est l'objet de soins tout particuliers de la part de la Directrice qui fut elle-même malade jadis, et qui sait pour cette cause donner aux malades ce qui leur convient. La cuisine est soignée, les menus variés, les mets et les vins de première qualité.

Les malades font trois repas par jour. Le petit déjeuner, qui est servi à volonté, à table, ou dans les chambres, comprend : chocolat, café, lait, tartines grillées, beurre, miel ou potages divers, œufs, etc..., suivant le goût de chacun.

A midi, le déjeûner est servi en commun, sauf dans le cas où une personne fatiguée ne pourrait descendre à table et désirerait se faire servir dans la chambre. Il comprend : des hors-d'œuvre variés, deux entrées, un rôti avec salade, un plat de légumes, un entremets. Fromages. Desserts variés.

Une purée de pommes de terre et un plat de riz au lait figurent en plus à tous les repas pour remplacer certains plats qui peuvent ne pas plaire ou suppléer à d'autres pour certains régimes.

A quatre heures, la table est servie pour le goûter avec lait, crème, chocolat, confitures, beurre, miel, etc. Ce goûter est facultatif.

Le dîner est composé comme le déjeûner, le potage remplaçant les hors-d'œuvre.

Le jour où les parents ou amis des malades viennent les accompagner ou les visiter, ceux-ci peuvent les garder à déjeuner ou à dîner avec eux.

Les chambres à coucher sont aménagées de la façon la plus hygiénique possible. Les lits sont en fer et ripolinisés, les tables, toilettes, armoires, chaises, etc., sont en pitchpin, les rideaux et doubles-rideaux faciles à décrocher et à laver. Les portes de ces chambres donnant toutes sur l'escalier central, il suffit, l'hiver, de les ouvrir quelques instants pour donner, le soir, à la chambre qui aura été aérée toute la journée, la température ambiante de l'escalier, lequel est chauffé nuit et jour par un poële central.

Au départ de chaque malade, la chambre est désinfectée par les vapeurs humides d'aldéhyde formique (Procédé Guasco).

Suivant l'exposition et l'étage où se trouve la chambre choisie par le malade, les prix de séjour sont de 10 et 12 fr. par jour. Deux grandes chambres isolées à 15 fr. et situées au rez-de-chaussée sont réservées pour des malades infirmes ou très fatigués. Dans les grandes chambres à deux lits, le malade paie 12 fr. par jour, le parent qui l'accompagne, 10 fr. seulement.

Ce prix comprend tout (chambre, nourriture aux 3 repas et boissons, éclairage, service, soins particuliers, frictions, bains locaux, piqûres, pointes de feu, ventouses, cataplasmes, etc..), sauf l'examen médical de chaque malade qui, à moins d'accident, n'a besoin d'être fait que tous les huit ou quinze jours, et qui sera réglé directement par le malade au médecin traitant ou à son médecin particulier, puisqu'il en a le libre choix.

Un « interne en médecine », vivant nuit et jour au milieu des malades, est prêt, au moindre appel, au moindre accident, à leur prodiguer des soins et à leur appliquer le traitement prescrit.

Dans chaque chambre, un tableau indique les heures des repas, de cure d'air, de repos, etc..., auxquelles le malade, sauf avis contraire de la part du médecin traitant, doit se conformer.

Les crachoirs de poche sont vidés, nettoyés et lavés par leur propriétaire, matin et soir, dans un endroit spécial où se trouvent un bassin de lessive de soude pour recevoir et y faire bouillir les crachats et un tonnelet de solution au formol pour les nettoyer.

Pour parer à toutes les susceptibilités, chaque malade doit apporter :

1. Un thermomètre à maxima.
2. Un crachoir de poche (s'il expectore).
3. Un gant à frictions.
4. Une paire de chaussons à semelles allant avec les sabots.
5. Une couverture en laine, type de voyage.
6. Une ombrelle.
7. Un gros manteau ou une grande pélerine.

Sa garde-robe comportera des vêtements chauds en flanelle ou en molleton de préférence, et tout son linge de corps.

En résumé, toutes les précautions hygiéniques étant prises, les malades et ceux qui sont susceptibles de les accompagner, trouveront au Château de Villiers tous les avantages de la vie de famille en même temps que ceux de la vie confortable à la campagne.

C'est la maison de cure vraiment idéale pour le commerçant, l'industriel, le fonctionnaire, le boursier, etc., qui, fatigué par la vie de Paris et atteint de lésions tuberculeuses au début ou

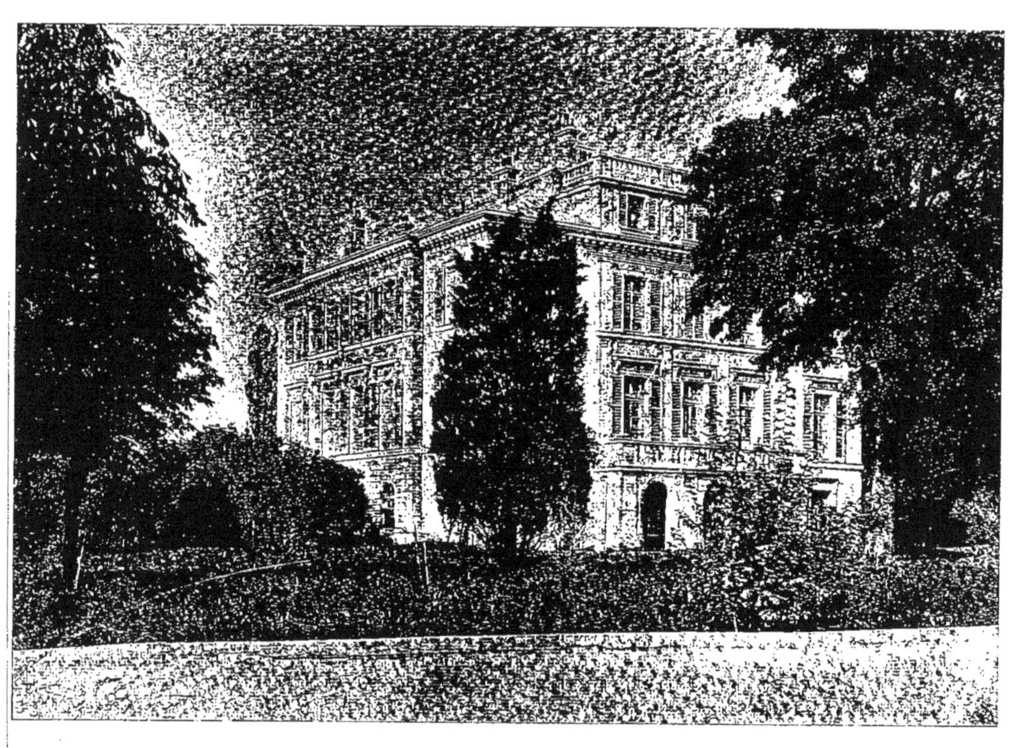

CHATEAU DE VILLIERS-SUR-MARNE (Seine-et-Oise)

A 30 minutes de Paris (gare de l'Est). 65 trains par jour. Poste, Télégraphe, Téléphone.

prédisposé à en avoir, a besoin d'y faire un séjour de quelques semaines pour ne pas tomber plus gravement malade, et qui, cependant, en cas d'urgence, peut venir entre deux trains donner une signature ou conclure un marché, tout en ayant chaque jour la facilité de recevoir par téléphone ou par visites des nouvelles de sa maison, ce qu'il lui serait impossible de faire en allant en Suisse ou même dans le midi de la France, où, complètement isolé des siens et de ses affaires, il s'affaiblira plutôt de tristesse et d'ennuis que de tuberculose !

C'est aussi la maison de repos idéale pour les femmes, les enfants, pour tous ceux, enfin, qu'un trop long voyage fatiguerait, et qui, en quelques semaines de plein air et de calme, peuvent recouvrer la santé en enrayant ainsi et en guérissant une tuberculose commençante.

Un pareil établissement manquait aux environs de Paris ; aussi ai-je cru bien faire en le créant, et je souhaiterais pour les malades que mon exemple fût suivi bientôt par beaucoup d'autres.

CHAPITRE IV

Le traitement médicamenteux

Le remède spécifique contre la tuberculose est encore à découvrir, et le legs Audiffred, qui assure une rente annuelle de 25,000 fr. à l'auteur de cette découverte, risque fort de rester encore longtemps sans titulaire.

Et pourtant ? combien ai-je vu naître et disparaître, depuis dix ans que la question me préoccupe, de ces fameux remèdes antituberculeux lancés à coups de réclame et dont l'unique résultat a été jusqu'à présent de vider la bourse des malades et d'enrichir ou de ruiner ceux qui les avaient créés !

Je ne saurais trop déplorer l'état actuel des choses qui permet aujourd'hui à tel individu plus ou moins consciencieux de capter la confiance des gens par des articles de réclame soi-disant scientifiques et des attestations signées de gens que l'on voudrait ne pas suspecter, dans le seul but de vendre un produit qui, la plupart du temps, n'a aucune valeur thérapeutique, mais qui, par son faible prix de revient, doit enrichir fatalement son propriétaire pour peu qu'il soit vendu !

Malades confiants et naïfs, convalescents nerveux et impatients de guérir, c'est à vous que je m'adresse pour vous mettre en garde contre ces réclames honteuses, qui vous promettent une guérison illusoire et qui, après l'essai que vous voudrez en faire, ne vous rapporteront que dépenses inutiles et découragement moral !

D'ailleurs, il n'est point de médicament capable de détruire les bacilles tuberculeux dans les lésions profondes et inaccessibles des poumons, et l'on ne peut découvrir qu'un « sérum » ou un « vaccin » immunisant l'espèce humaine contre les ravages du bacille de Koch !

Le jour où l'on aura fait cette découverte, ce n'est point à la quatrième page des journaux que vous la trouverez mentionnée, mais bien en première page, et votre médecin traitant en aura été avisé bien avant vous par la presse scientifique.

En attendant cet heureux jour, contentons-nous donc de ce qui existe et employons les médicaments dont les effets connus et certains peuvent être de quelque utilité dans la cure.

J'ai suffisamment insisté déjà sur le rôle important que doit jouer l'estomac dans cette maladie pour conseiller maintenant aux malades de ne pas compromettre son bon fonctionnement en « se droguant » à plaisir.

Pendant toute ma maladie, je n'ai employé que deux choses : 1° des injections sous-cutanées de cacodylates de soude et de strychnine, combinés avec du glycérophosphate de soude (une piqûre chaque jour pendant 12 jours consécutifs, alternant avec un repos de 15 jours) ;

2° Des sels de chaux (3 cachets par jour sans arrêt). — Je n'ai usé que de ces deux médications, et voici pourquoi : On a constaté, depuis de nombreuses années, que les *cacodylates* en général, et particulièrement ceux de soude et de strychnine, produisaient chez le tuberculeux un relèvement des forces et de l'état général, ainsi qu'une réelle amélioration de l'état local. On les employa toujours isolément et on utilisa davantage le cacodylate de soude. Comme il fut administré la plupart du temps par la voie stomacale (en pilules ou en solution), il arriva fatalement des petits accidents tels que diarrhée, dyspepsie, intoxication gastro-intestinale, etc..., et on finit par vulgariser les injections hypodermiques. Mais que de difficultés ne rencontre-t-on pas auprès des malades qui, par peur de la douleur, se refusent d'abord à se laisser appliquer ce traitement ! !

Pourtant, ces piqûres sont absolument indolores quand elles sont faites par quelqu'un d'habile et d'expérimenté : pour ma part, je n'ai jamais ressenti la moindre douleur, prenant la précaution d'avoir toujours des aiguilles en platine fines et très pointues.

Or, ces injections de cacodylates de soude et de strychnine en solution, faites en plein muscle fessier, ont l'immense avantage d'être vite assimilées dans l'organisme et de ne produire aucun trouble digestif.

Le résultat obtenu est presque immédiat, car vers le troisième ou quatrième jour de traitement, le malade éprouve lui-même un retour des forces et une amélioration dans l'état général.

Ma confiance dans la pharmacie actuelle étant devenue très limitée depuis la fondation de ces grandes pharmacies commerciales qui ne peuvent pas vendre, au prix qu'elles annoncent, des produits de première qualité, j'ai dû faire préparer les ampoules de ce sérum reconstituant dans un laboratoire sérieux où j'étais sûr des doses mises et de la préparation.

Plusieurs personnes auxquelles j'avais donné ma formule, et qui l'avaient fait préparer elles-mêmes, n'ayant pas obtenu le résultat que je leur avais promis, j'ai pu me convaincre que cette préparation avait été mal faite ; j'ai alors prié mon confrère, le Dr Barberin, directeur du *Laboratoire des recherches médicales de Paris,* de bien vouloir se charger d'en préparer toujours quelques boîtes à l'avance ; grâce à lui, les malades qui voudront essayer ce traitement pourront être assurés d'avoir une solution absolument pure et exactement dosée (1).

L'emploi des *sels de chaux* dans le traitement de la tuberculose pulmonaire a été surtout préconisé par le Dr Ferrier, ancien interne des Hôpitaux de Paris, médecin spécialiste des maladies de la bouche et des dents.

C'est en cherchant un remède contre la carie dentaire (laquelle évolue d'une façon très rapide chez les personnes débiles dont l'organisme se déphosphatise), que le Dr Ferrier eut l'idée de faire prendre à doses élevées et continues des sels de chaux (phosphate et carbonate), afin de compenser les pertes subies et de produire ainsi une recalcification naturelle.

Or, parmi les personnes qu'il traitait pour la carie dentaire, se trouvaient plusieurs tuberculeux. Il remarqua, au bout de quelques semaines, que le traitement calcique réussissait non seulement à combattre la carie, mais que les tuberculeux qui étaient soumis à ce traitement pour leurs dents en bénéficiaient très largement pour leurs poumons.

De ces premières observations, il en arriva à formuler tout un traitement avec régime alimentaire spécial, qu'il appliqua et fit appliquer par des confrères amis à leurs malades atteints de tuberculose pulmonaire.

---

(1) *Sérum tonique et reconstituant du Dr H. Savatier.* Prix : 4 fr. 50. — Dépôt : Laboratoire des recherches médicales, 10, rue de Strasbourg, Paris (gare de l'Est).

Le régime alimentaire consiste à supprimer de l'alimentation tout acide et aliment fermentescible (vinaigre, crudités, graisses, sauces, etc...), puis à chasser les résidus de la digestion et alcaliniser le suc gastrique, en prenant, une heure avant les repas, un verre d'eau minérale bicarbonatée-calcique (Pougues, Saint-Léger, Saint-Galmier); enfin, comme traitement, à prendre trois fois par jour après les repas, un cachet composé de :

Phosphate tribasique de chaux.......	0,50	centigr.
Carbonate de chaux.................	0,40	—
Magnésie calcinée..................	0,15	—
Chlorure de sodium.................	0,15	—

Ce traitement, qui a le très grand avantage de ne pas être nuisible aux fonctions digestives et d'être simple et peu coûteux, m'a très bien réussi, activant la sclérose de mes lésions tuberculeuses, en même temps qu'elle arrêtait une carie dentaire qui me menaçait de façon sérieuse et inquiétante.

On peut suivre ce traitement sans arrêt, sauf en cas de fatigue de l'estomac ou de constipation opiniâtre : il sera bon alors de cesser pendant quelques jours.

En dehors de cette médication interne, tous les autres médicaments préconisés (créosote et ses dérivés, tannin, etc...), n'ont pas donné jusqu'ici de résultats bien constants, en comparaison des troubles fonctionnels qu'ils peuvent occasionner.

Il faut reconnaître cependant que l'*huile de foie de morue*, médicament doublé d'un aliment, produit des effets merveilleux chez les tuberculeux qui peuvent la digérer. Pour ceux-là seulement elle est utile, car il faut qu'elle soit prise en grande quantité (100, 200, 250 grammes par jour), pour donner un résultat appréciable. On n'arrive d'ailleurs à ces doses élevées que progressivement, et il faut cesser de suite en cas de diarrhée ou d'intolérance gastrique.

Malheureusement, il y a peu de tuberculeux dont l'estomac soit aussi complaisant, et ceux qui ne pourront supporter que des doses inférieures à celles que j'ai indiquées feront mieux de s'abstenir tout à fait.

CHAPITRE V

Soins hygiéniques

En dehors du traitement médicamenteux proprement dit, le tuberculeux a besoin de mille petits soins accessoires, qui, renouvelés quotidiennement, finissent par constituer aussi un véritable traitement.

Parmi ceux-ci, l'emploi des *révulsifs* vient en première ligne. De même qu'une plante malade a besoin d'eau pour se fortifier et lutter contre le mal qui la dessèche, de même le poumon du tuberculeux, envahi par les bacilles et rongé par les toxines qu'ils secrètent, a besoin d'une irrigation sanguine plus intense, afin d'y puiser les éléments nécessaires pour la cicatrisation. Or, comme la région du poumon où se trouve une lésion tuberculeuse est tellement infectée, tellement anémiée, qu'on ne saurait trop agir énergiquement pour la suralimenter et la fortifier.

Le seul moyen est de suppléer à cette circulation, défectueuse et apauvrie, par une irrigation supplémentaire facilement obtenue au moyen des révulsifs.

Quels sont les révulsifs qu'il faut employer de préférence? Tous sont bons, à mon avis, du moment qu'ils procurent le résultat cherché. Il vaut mieux cependant, suivant les cas, donner la préférence à l'un ou à l'autre.

Les « *pointes de feu* » faites légèrement, sur une large étendue, et renouvelées tous les huit jours, réussissent parfaitement aux individus anémiés dont la tuberculose évolue d'une façon lente et torpide. Elles ne présentent qu'un inconvénient, celui de monopoliser la surface cutanée de la région malade au détriment des autres révulsifs. Appliquées par un médecin habile, elles ne produisent aucune douleur. C'est donc le révulsif à employer pour la majeure partie des tuberculeux.

Chez les congestifs et les emphysémateux, je conseillerais plutôt les ventouses sèches et les sinapismes. J'ai éprouvé, personnellement, un tel bienfait des applications presque journalières de ventouses sèches, que je ne saurais trop encourager les malades, à tempérament sanguin, à en user largement. A la moindre congestion, au moindre accès de toux qui menaçait de se prolonger, je me faisais appliquer des ventouses sèches sur toute l'étendue des poumons, et aussitôt, comme par enchantement, tout s'apaisait. C'est grâce aux ventouses que j'ai pu, après mes fortes hémoptysies du début, en éviter bien d'autres !

Avec les ventouses sèches (que l'on peut d'ailleurs scarifier dans un cas de congestion grave), on pourra alterner avec des sinapismes à la moutarde, dont l'emploi facile et l'effet rapide ne sont pas à dédaigner. Lorsque le médecin aura bien indiqué au malade la région lésée, celui-ci aura plus de facilité pour agir à coup sûr et déterminer ainsi une révulsion bienfaisante.

En résumé, et suivant les cas, il faut soit des pointes de feu, tous les huit jours, soit des ventouses sèches alternant avec des sinapismes, une fois par jour.

Les « *frictions à l'alcool* » faites sur tout le corps, et principalement sur le thorax, avec un gant de crin ou de flanelle, ont le très grand avantage de favoriser la respiration cutanée et de suppléer ainsi à la respiration pulmonaire.

En outre, elles remplacent provisoirement les grands bains de propreté, qui doivent être permis seulement aux malades déjà convalescents : la fatigue, la congestion et le refroidissement qu'ils occasionnent souvent, pouvant être préjudiciables aux autres.

Les frictions doivent être faites de préférence le matin, avant de se lever.

L'hygiène de la bouche devra être également l'objet de soins tout particuliers. L'irritation continue du pharynx, provoquée par la toux et l'expectoration, pouvant amener de la laryngite ou des angines suspectes, il est utile de se gargariser fréquemment et de se laver la bouche avec une solution antiseptique quelconque, puis de sucer de temps en temps des pastilles ou bonbons adoucissants.

Les *dents* devront être soignées et surveillées de très près, la carie dentaire évoluant, comme je l'ai dit plus haut, chez le tuberculeux, avec une rapidité effrayante.

D'autre part, la digestion étant fonction de la mastication, l'estomac ne tarderait pas à en subir le contre-coup, et c'est ce qu'il faut éviter avant tout.

A côté de tous ces soins, il est, dans la vie journalière, des nécessités auxquelles le tuberculeux doit se plier. C'est ainsi que le port du gilet de flanelle devient pour lui obligatoire. Il se gardera bien de le quitter, quelque chaleur qu'il fasse. Il portera des vêtements chauds et amples, des souliers fourrés, des bas de laine, et ne les quittera que lorsque la saison sera suffisamment avancée.

L'été, il ne devra jamais se promener au soleil sans ombrelle, ni s'asseoir en plein air sans s'être mis, préalablement, à l'abri du vent et du soleil.

L'aération de l'appartement qu'il occupera devra être très souvent renouvelée. La fenêtre de sa chambre à coucher devra même être constamment ouverte. Par les très grands froids, on pourra la fermer, au moment du lever et du coucher, car mieux vaut pour le malade un lit bassiné et des couvertures en abondance qu'une chambre close et chauffée. Couché tôt, il se lèvera vers 9 heures ; il évitera de sortir par les temps humides. Pas de théâtres ni de concerts, pas de bals ni de soirées, pas de dîners ni de réceptions, pendant plusieurs années, jusqu'à ce que sa guérison soit bien confirmée. Une vie tranquille, un appartement confortable, une table bien servie, des promenades au grand air, n'est-ce pas déjà suffisant pour quelqu'un qui a vu la mort de si près ? Les moindres plaisirs, les plus petites distractions ne doivent-elles pas paraître plus douces quand on songe qu'on aurait pu ne pas les connaître !

Soyons philosophes et ménageons-nous si nous voulons aller plus loin !...

Le tuberculeux peut-il fumer ? Oui, à mon avis, à condition toutefois qu'il n'ait rien au pharynx, que la fumée ne le fasse pas tousser et qu'il ne fume que la cigarette, et seulement après les repas. Le fumeur trouvera, je le sais, cette permission très sévère, mais je ne lui conseille pas de la dépasser.

Aux tuberculeux mariés, je conseillerai beaucoup de prudence et d'abstinence dans leurs rapports conjugaux.

Pour éviter toute contagion, mieux vaut faire lit à part, voire même chambre à part, dans les cas graves. Le malade n'en dormira que mieux et le conjoint valide pourra, au moins, goûter quelque repos, à l'abri de tout danger.

Point de procréation, s'il est possible ! Le tuberculeux ne peut qu'engendrer un enfant malingre, puisqu'il est lui-même dans un état d'infériorité manifeste. Si c'est la femme qui est atteinte? les fatigues de la grossesse (celles de l'allaitement devant lui être épargnées) peuvent, à elles seules, lui être funestes.

Donc il y a intérêt, pour le ménage, dont l'un des conjoints est tuberculeux, à vivre dans le calme et la prudence.

Aux jeunes gens tuberculeux, je ne conseillerai le mariage que deux années après la guérison apparente.

Aux jeunes femmes atteintes du mal : pas de grossesse, et surtout pas d'allaitement avant plusieurs années ! !

CHAPITRE VI

La cure thermale à Saint-Honoré-les-Bains

Très sceptique, jadis, sur l'efficacité réelle de certaines eaux thermales, je fus appelé à connaître l'existence de Saint-Honoré-les-Bains d'une façon toute particulière qui mérite la peine d'être contée.

Pendant mes études médicales, j'avais connu au Quartier latin un jeune homme dont les parents habitaient Paris et qui, sans être étudiant, se plaisait dans notre compagnie. Ce pauvre garçon était tuberculeux et je le vis souvent nous quitter, le soir, les yeux brillants, les pommettes rouges, les mains brûlantes, pour regagner péniblement son lit où il aurait été certainement mieux que dans la fumée et l'atmosphère viciée du café où nous nous rencontrions.

Allant de mal en pis, crachant le sang, complètement déprimé, nous le voyions décliner de jour en jour. Bref, mes études étant terminées, je lui fis mes adieux, un certain soir, convaincu de le voir pour la dernière fois.

Cinq années s'écoulèrent ! Un après-midi de dimanche, comme je me promenais au Bois de Boulogne, je fus absolument stupéfait en reconnaissant mon ami qui conduisait une superbe voiture automobile.

Il me reconnut lui aussi et stoppa aussitôt. Je ne pus lui cacher mon émoi et dus lui avouer que, dans mon esprit, je l'avais enterré depuis longtemps ! — « Oui, me dit-il, j'ai bien failli l'être, en effet » et il me conta toute l'histoire de sa maladie depuis le jour où nous nous étions quittés. Son médecin lui avait imposé le repos absolu à la campagne et l'avait envoyé à Saint-Honoré-les-Bains où il trouverait d'abord un air pur, un climat sédatif et reposant et où il pourrait aussi bénéficier des effets de la cure thermale. Il y passa six mois, y suivit le traitement et en revint très amélioré. L'année suivante, il y retourna encore et les bienheureux effets de la cure s'accentuèrent à tel point qu'il put habiter Paris l'hiver qui suivit. Depuis lors, chaque année, au mois de juillet, il se fait une nécessité, en même temps qu'un devoir, d'aller y faire sa cure qui lui permet de passer à Paris le reste de l'année sans aucune complication, bien qu'il soit exposé par sa profession de

« marchand d'automobiles » aux multiples inconvénients d'une vie sportive plutôt mouvementée.

Me souvenant de cette cure miraculeuse, je voulus, lorsque je tombai malade à mon tour, me documenter plus complètement encore sur l'efficacité des eaux de Saint-Honoré et je consultai alors mon confrère le Dr Maurice Binet, le médecin bien connu de la station, qui fut lui-même gravement atteint et vint d'abord à Saint-Honoré plusieurs années comme malade, avant de s'y fixer définitivement comme médecin consultant.

Après m'avoir vu et examiné, il me conseilla fortement de venir y faire une cure et nous causâmes ensemble du cas de mon ami, puisque c'était lui qui l'avait soigné.

« Son cas n'est pas unique, me dit-il, car, en dehors de la mienne, je connais de nombreuses guérisons qu'il faut attribuer aux eaux de Saint-Honoré, et puisque vous y viendrez cet été, vous y rencontrerez fatalement des baigneurs, anciens malades, qui vous convaincront. »

J'y vins, en effet, au mois de juillet, c'est-à-dire quatre mois après mes hémoptysies et je pus constater moi-même ce qu'était Saint-Honoré-les-Bains.

Situé à 302 mètres d'altitude, au pied des plus hautes montagnes du Morvan, Saint-Honoré est un gros village de 1,800 habitants, de l'arrondissement de Château-Chinon, dans la Nièvre.

C'est la seule station de France dont l'eau soit à la fois sulfureuse, sodique et arsénicale. Elle est entourée par une ceinture de dix kilomètres de magnifiques forêts de sapins dont l'action ozonisante, éminemment dépuratrice de l'atmosphère, vient s'ajouter à celle des eaux. Il n'y a *jamais* eu d'épidémies dans cette région ! Le climat est doux et tempéré. Il y a peu d'humidité atmosphérique, La température moyenne est égale et peu variable, ce qui facilite beaucoup la cure d'air.

Saint-Honoré possède quatre sources dont le débit est de 900,000 litres par 24 heures. Leur composition comprend surtout des composés sulfureux et arsénicaux et des chlorures.

L'établissement thermal, de construction moderne, est très intelligemment distribué et dans tous les services règnent le confort et la propreté.

Le traitement que j'y ai suivi pendant 25 jours a été très habilement conduit par mon confrère, le Dr Binet qui, voyant le grand état d'anémie et d'intoxication dans lequel je me trouvais, voulait obtenir une amélioration sensible sans crainte du plus petit accident. J'ai donc suivi un traitement doux et progressif comprenant des *inhalations* dont la durée augmentait petit à petit, suivies de *douches de pieds* au jet (spécialité de la station), dont la température croissante produit une révulsion incomparable en même temps qu'une décongestion salutaire, puis des *gargarismes tièdes*, et enfin, en boisson, de l'eau de la source « Crevasse » prise par 50 grammes d'abord pour arriver ensuite à 250 grammes à la fin du traitement.

Le résultat obtenu ne se manifeste qu'après la cure. Pendant les six semaines qui suivirent, mon poids augmenta de dix livres, l'appétit était redevenu excellent, je n'avais plus de poussées congestives, plus de quintes de toux.

En résumé, l'état général allait de mieux en mieux, le soufre et l'arsenic combinés ayant détruit, grâce à leur action toujours décongestionnante et désinfectante, les toxines tuberculeuses qui empoisonnaient alors mon organisme.

A dater de cette première cure, mon acheminement vers la guérison me parut presque certain.

Je n'en continuai pas moins à suivre le programme déjà tracé et j'attendis le mois de juillet de l'année suivante pour retourner à Saint-Honoré. J'avais alors, à cette époque, de l'emphysème et du catarrhe bronchique, engendrés par ma tuberculose en voie de guérison. L'effet produit fut encore plus sensible à cette seconde cure, car l'état général s'étant très fortement amélioré depuis l'année précédente, je résistais mieux à la fatigue et à l'action sédative des eaux, en même temps que la respiration se faisait plus ample et plus régulière.

Bref, j'ai tellement éprouvé de soulagement d'abord, et de bienfaits ensuite de ces deux cures successives à Saint-

Honoré, que je me suis bien promis d'y retourner chaque année y faire une cure, tout en m'y reposant et en y prenant mes vacances.

D'ailleurs, je ne serai pas le seul à agir ainsi, car j'ai eu l'occasion de rencontrer là-bas des malades qui, me sachant docteur, se sont fait un plaisir de me raconter l'histoire de leur guérison. Il y en a parmi eux, des tuberculeux avérés, des « vétérans de la tuberculose », comme je les appelais, qui reviennent à Saint-Honoré depuis 15, 18 et 20 ans !

Grâce à cette cure, m'ont-ils tous affirmé, nous passons l'hiver sans la moindre bronchite.

Je les envie et ne demande qu'à les imiter.

Dans tous les cas, l'essai est facile à faire. Il est très possible que l'action bienfaisante de ces eaux ne se manifeste pas d'une façon régulière sur tous les individus, mais je puis affirmer que tous les tuberculeux congestifs, les arthritiques principalement, ayant des lésions relativement récentes et peu étendues, et un état général suffisamment encore résistant, obtiendront des résultats inespérés de la cure faite à Saint-Honoré.

Quant aux anciens tuberculeux, aux arthritiques, aux emphysémateux, aux catarrheux, ils en reviendront, comme ceux que j'y ai rencontrés moi-même, complètement métamorphosés et pouvant passer l'hiver suivant, sans crises et sans complications.

D'ailleurs, en dehors de tout traitement hydro-minéral, le séjour à Saint-Honoré y est rendu fort agréable par le confort et la bonne nourriture qu'on rencontre dans les principaux hôtels, tenus par une famille originaire du pays, la famille Walsdorff, dont l'amabilité coutumière et la très franche courtoisie vous font vite oublier les ennuis du déplacement.

Tous ces hôtels donnent sur un parc immense, où peuvent s'amuser les enfants sous l'œil vigilant des parents. Dans ce parc se trouvent l'établissement thermal, ainsi que le casino, où concerts et opérettes alternent pour distraire les baigneurs.

Il y a de nombreuses excursions à faire en auto et en voiture tout autour de Saint-Honoré, et l'on est heureux de rencontrer partout cet air pur et ce calme dont on a tant besoin lorsqu'on vient pour se soigner ou même simplement pour se reposer.

CHAPITRE VII

Nouveau procédé de diagnostic de la tuberculose par l'intra-dermo-réaction à la tuberculine.

Il y a le plus grand intérêt pour le tuberculeux à savoir le plus promptement possible qu'il est atteint et à connaître le siège et l'étendue des lésions. Les chances de sa guérison dépendent, en effet, de la précocité du diagnostic, et à ce sujet je trouve blâmable de cacher la vérité à un malade curable.

S'il y a des tempéraments nerveux dont la très grande sensibilité doit être ménagée, il existe, par contre, tellement de gens négligents et optimistes, voire même d'incrédules, qu'il est nécessaire de les avertir et même, parfois, de les apeurer. C'est au médecin d'analyser l'état psychologique de son malade et d'agir en conséquence vis-à-vis de lui.

Je ne saurais donc trop recommander aux personnes qui toussent depuis quelques semaines ou qui maigrissent, ou qui se sentent fatiguées, ou qui, chaque soir, éprouvent un petit frisson de fièvre avec sueurs nocturnes ou de la gêne à respirer, ou bien ressentent des points douloureux au niveau des poumons, de ne pas tarder à se faire examiner sérieusement en attirant l'attention du médecin sur ces différentes manifestations.

Une oreille très exercée saura vite découvrir l'endroit malade, ce qui permettra de formuler un diagnostic précis ; cependant, il existe certains cas de tuberculose, au début où l'auscultation la plus minutieuse ne décèle rien de bien affirmatif, et, dans ce cas, on ne peut émettre que des doutes ! Or, le doute ne doit pas exister en médecine, et, pour être affirmatif dans un cas douteux de tuberculose, il faut avoir recours au procédé de diagnostic par la réaction à la tuberculine.

La récente découverte de mon confrère et ami, le Dr Ch. Mantoux, ancien-interne des hôpitaux de Paris, médecin-consultant à Cannes-Le Cannet, permet aujourd'hui d'affirmer si un individu, suspecté de tuberculose, est ou n'est pas tuberculeux. Et c'est là, à mon avis, un grand pas de fait !

Voici en quels termes M. le Professeur Hutinel entretenait l'Académie des Sciences, le 10 août 1908, de cette découverte : « Sous le nom d'intradermo-réaction à la tuberculine, le Dr Ch. Mantoux a décrit un procédé nouveau de diagnostic de la tuberculose qui s'est montré d'une innocuité parfaite, d'une simplicité et d'une fidélité très grande.

Son procédé consiste à injecter dans l'épaisseur même du derme, en quantité fixe, une solution dosée de tuberculine, d'où le nom d'intradermo-réaction, sous lequel il le désigne. La technique est d'une extrême simplicité; l'instrumentation se réduit à une seringue de Pravaz à tige graduée et munie d'un curseur et à une aiguille fine et courte de platine iridié. Cette seringue doit être bien étanche pour que le liquide ne reflue pas derrière le piston.

On emploie une solution de tuberculine à 1/5000 et on en injecte une goutte, c'est-à-dire un vingtième de centimètre cube, correspondant à un centième de milligramme de tuberculine.

Les points d'élection pour faire cette injection sont : la face antérieure de la cuisse et la région deltoïdienne (face antérieure du bras).

A l'endroit choisi, après avoir plissé la peau, on enfonce l'aiguille presque parallèlement à sa surface ; on a soin que le côté biseauté de la pointe soit tourné vers l'extérieure et regarde par conséquent vers l'épiderme quand l'aiguille est en place.

L'aiguille bien fixée, on pousse le liquide qui doit former une petite boule d'œdème rapidement résorbée.

La réaction, quand elle est positive, est d'une extrême netteté. Elle apparaît au bout de quelques heures sous forme d'une infiltration seulement perceptible au palper, ou déjà visible et de couleur blanche ou rosée. Au bout de 24 heures, l'infiltration, très accrue, est rose ou rouge vif, parfois blanche œdémateuse avec une surface légèrement granitée, très rarement piquetée de deux ou trois points purpuriques. Tout autour, apparaît un halo rosé d'érythème. Au bout de 48 heures, la réaction atteint son maximum, nodule central et halo périphérique se sont encore développés; parfois, une zône intermédiaire les sépare et accentue encore l'aspect en cocarde de la réaction.

Les dimensions de la région infiltrée, rarement inférieure à une pièce de 50 centimes, dépassent souvent celles d'une pièce de 2 francs. Avec le halo périphérique, la réaction peut atteindre la surface de la paume de la main. A son niveau, la peau est chaude, un peu sensible à la pression.

La réaction régresse dès le deuxième jour: ce halo disparaît vite. Ce nodule infiltré prend une teinte violacée ou bistrée et se résorbe lentement. Toujours perceptible pendant quelques jours, il est souvent encore visible au bout de plusieurs semaines. Parfois, l'épiderme desquame à son niveau.

C'est d'ordinaire chez les sujets résistants qu'on observe les plus belles réactions, et chez les cachectiques, les plus atténuées. Chez quelques-uns, la réaction se borne à une papule d'urticaire à peine rosée; le toucher, autant que la vue permet alors de la limiter en faisant constater l'infiltration dermique.

Dans les cas où la réaction reste négative, le léger traumatisme dermique provoque souvent, pendant les premières heures, une vasodilation limitée, un petit point d'induration, allongé comme l'est le trajet de l'aiguille. Ces phénomènes minimes s'atténuent rapidement et ont presque toujours disparu au bout de deux jours, alors que la véritable réaction est à son maximum. Il est impossible de les confondre avec les réactions positives même les moins accentuées.

Les nombreuses expériences faites dans les hôpitaux, permettent de conclure que cette nouvelle méthode ne présente ni les dangers de l'ophtalmo-réaction (procédé Calmette) ni l'incertitude de la cuti-réaction (procédé Von Pirquet), qu'elle est plus fidèle que ces deux méthodes, et qu'elle semble devoir se substituer à elles, ainsi qu'à l'injection sous-cutanée de tuberculine, sauf dans le cas où l'on aura intérêt à provoquer, dans un but diagnostic, une poussée réactionnelle au foyer suspect de tuberculose.

Lorsque l'intra-dermo réaction est *positive*, elle révèle la présence d'un foyer tuberculeux dans l'organisme, sans donner d'indication sur sa localisation.

Lorsqu'elle est *négative*, elle permet d'éliminer presque sûrement la tuberculose sauf chez les moribonds, les cachectiques, les individus atteints de rougeole et ceux qui sont en évolution de vaccine jennérienne ou de variole.

C'est donc un argument de premier ordre pour le praticien contre l'existence d'une bacillose en évolution. »

En somme, ce procédé, employé aujourd'hui très couramment non seulement en médecine, mais aussi par les vétérinaires pour contrôler l'absence de tuberculose chez les vaches laitières, a le très grand avantage d'être inoffensif et simple à appliquer.

Aussi est-il utile d'en user toutes les fois qu'un doute pourra subsister dans l'esprit du médecin. D'autre part, il devient pour ce dernier, une nouvelle arme de persuasion devant l'incrédulité de certains malades optimistes, trop enclins à mettre en doute votre diagnostic et à aller chercher une consolation fictive chez un autre praticien, qui, en connaissance de cause et pour plaire à ce nouveau client, n'aura pas la même fermeté ni la même franchise de diagnostic et laissera ce malade se soigner à sa guise, et.. à son détriment aussi, malheureusement !

CHAPITRE VIII

Conclusions

Comme malade d'abord et comme médecin ensuite, j'en arrive à conclure que la tuberculose est une maladie très curable, mais à condition de ne rien négliger, de se soigner le temps nécessaire, ce qui parfois peut demander plusieurs années, et de se considérer dans la suite comme un objet fragile que le moindre choc pourrait briser. En ne cherchant pas à dépenser au-delà de ses forces, en vivant hygiéniquement et confortablement, en évitant toute occasion d'attraper rhumes ou bronchites, le tuberculeux guéri est plus apte à vivre longtemps qu'un individu en pleine santé, parce qu'il connaît le danger et saura l'éviter, alors que celui-ci s'en jouera sans méfiance.

Pour guérir de la tuberculose, quelle que soit l'étendue des lésions, il ne faut pas hésiter à tout sacrifier pour se soigner.

Le repos, l'air pur, la bonne nourriture, voilà la partie la plus essentielle du traitement, mais si l'on doit faire l'un sans l'autre, mieux vaut ne rien faire du tout.

Pour faire cette triple cure, il n'est point besoin d'aller s'exiler pour rechercher le climat idéal qui n'existe nulle part. Il faut avant tout apprendre à se soigner, être bien conseillé et bien dirigé.

Un séjour de quelques mois dans une maison spéciale (Kurhaus-sanatorium), sera plus profitable pour le malade que l'exil dans un pays inconnu, où la solitude et l'ennui agiront sur son moral d'une façon déplorable.

Comme traitement médicamenteux, il n'existe encore jusqu'à ce jour aucun remède spécial contre la tuberculose.

Les deux seules choses que je conseille sont : 1° des piqûres de cacodylate de soude et de strychnine, d'après la formule que j'ai faite et dont j'ai usé personnellement. (Douze jours de traitement alternant avec 15 jours de repos, une piqûre par jour) ;

2° Des cachets de chaux, d'après la formule du docteur Ferrier. En prendre régulièrement trois cachets par jour, en évitant les acides et les crudités dans l'alimentation.

L'huile de foie de morue ne doit être prise qu'à haute dose (100 à 200 grammes), mais tous les estomacs ne la supportent pas. Ceux qui pourront la digérer en retireront le maximum de profit.

Le tuberculeux doit faire beaucoup d'hygiène, vivre sans fatigue, sans surmenage, et veiller à prendre toutes les précautions nécessaires pour éviter congestions ou refroidissements pouvant amener chez lui une complication grave, sinon irrémédiable.

Quand il devra respirer plusieurs heures en lieu clos, il fera bien d'aérer le plus possible. La fenêtre de sa chambre à coucher devra rester ouverte nuit et jour.

Enfin, le tuberculeux guéri devra prendre, chaque année, deux mois de repos complet à la campagne et faire une cure thermale, soit à Saint-Honoré-les-Bains ou ailleurs, suivant l'avis de son médecin auquel il devra se présenter régulièrement (tous les trois mois environ), afin de se faire ausculter.

C'est en suivant ces principes que j'ai dirigé ma cure, et je n'ai parlé, au cours de cette brochure, que d'expériences faites sur moi-même. Sans doute le traitement peut et doit subir quelques variantes suivant l'âge, suivant le tempérament, la constitution du malade, et il est impossible dans un ouvrage restreint d'envisager tous les cas...

J'ai voulu réunir en ces quelques pages des conseils pratiques, clairement exposés : puissent-ils être utiles à ceux qui les liront ! S'il en est parmi eux qui veulent se renseigner auprès de moi sur les points qui leur demeureront obscurs, qu'ils sachent bien que c'est de grand cœur que je les recevrai, et que mes connaissances spéciales, fruits d'une pénible expérience, et tout mon dévouement leur sont absolument, fraternellement acquis.

Docteur R. SAVATIER.

16, rue Saint-Vincent-de-Paul,

Paris.

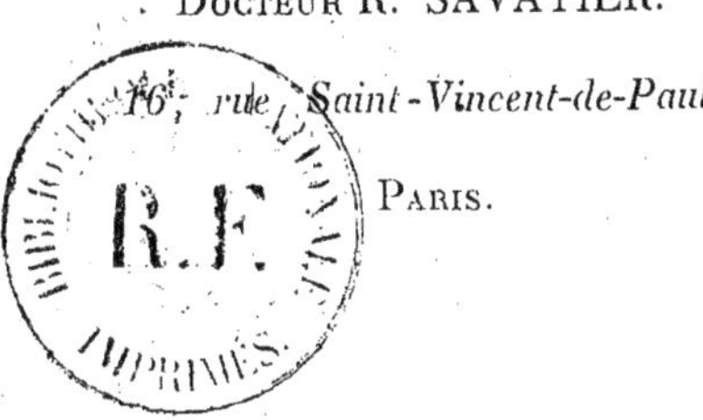

TABLE DES MATIÈRES

Nantes, imp. C. Mellinet. — Biroché et Dautais succs.

www.ingramcontent.com/pod-product-compliance
Ingram Content Group UK Ltd.
Pitfield, Milton Keynes, MK11 3LW, UK
UKHW020343220726
13923UKWH00004B/1549

9 782019 325329